MONOGRAPHIE
DES SANGSUES

MÉDICINALES ET OFFICINALES,

PAR A. CHARPENTIER,

PHARMACIEN A VALENCIENNES,

MEMBRE CORRESPONDANT DE LA SOCIÉTÉ DE PHARMACIE DE PARIS.

A PARIS,

CHEZ J. B. BAILLIÈRE,

LIBRAIRE DE L'ACADÉMIE ROYALE DE MÉDECINE,

RUE DE L'ÉCOLE-DE-MÉDECINE, 17;

A LONDRES, CHEZ H. BAILLIÈRE, 219 REGENT-STREET.

1838.

MONOGRAPHIE
DES SANGSUES
MÉDICINALES ET OFFICINALES.

On trouve chez le même libraire :

De la nature et du traitement de la maladie, dite hydrocéphale aigue (méningo-céphalite des enfants), par D. Charpentier, D. M. P., membre correspondant de l'Académie royale de médecine, etc. *Deuxième édition.* Paris 1837, in-8° 6 fr.

IMPRIMERIE DE MOQUET ET COMP., RUE DE LA HARPE 90.

MONOGRAPHIE

DES SANGSUES

MÉDICINALES ET OFFICINALES,

PAR A. CHARPENTIER,

PHARMACIEN A VALENCIENNES,

MEMBRE CORRESPONDANT DE LA SOCIÉTÉ DE PHARMACIE DE PARIS.

A PARIS,

CHEZ J. B. BAILLIERE;

LIBRAIRE DE L'ACADÉMIE ROYALE DE MÉDECINE,

RUE DE L'ÉCOLE DE MÉDECINE, 17;

A LONDRES, CHEZ H. BAILLIÈRE, 219 REGENT-STREET.

1838.

AVANT-PROPOS.

Ce Mémoire est un résumé de notes et d'observations faites sur les sangsues médicinales et officinales, qui portent aussi dans le commerce le nom de *sangsues grises* et *sangsues vertes*.

Ayant eu long-temps de grandes masses de ces deux espèces de vers à ma disposition, j'ai pu me livrer à l'étude de leurs mœurs; et aux observations déjà faites avant moi, j'ai été assez heureux pour en ajouter de nouvelles. C'est ainsi, par exemple, que je suis parvenu à m'assurer comment les cocons se formaient; ce qui est aujourd'hui un fait important ajouté à leur histoire.

La Commission chargée, par la Société de pharmacie de Paris, de faire un rapport sur le mémoire que j'ai eu l'honneur de lui adresser, s'est occupée de répéter diverses expériences ; et si, sur quelques points, la commission a émis des doutes relatifs aux organes du goût et de la vue, doutes qui seront, j'ose l'espérer, éclaircis incessamment, son rapport généralement favorable à mon travail, n'en a pas moins été accueilli par la Société, dans sa séance du 15 février dernier.

MONOGRAPHIE

DES SANGSUES

MÉDICINALES ET OFFICINALES.

Les sangsues furent connues des anciens. Les Grecs les nommaient *bdella*, du verbe tirer, sucer, traire; elles portaient aussi le nom de *philaimatos*, ami du sang. Les Romains les ont d'abord nommées *hirudo*, du verbe *hærere*, s'attacher, saisir; ensuite, quand ils connurent mieux la propriété qu'elles ont de prendre le sang, ils leur donnèrent le nom de *sanguisugæ* qu'elles ont conservé.

Il est certain qu'elles étaient connues des anciens. Rien ne prouve cependant qu'ils en faisaient usage. Les premières preuves de leur emploi datent de 1665; il est bien vraisemblable que d'abord l'usage en a été très borné, et qu'il n'aura augmenté qu'insensiblement. Jamais, à aucune époque, on n'en fit une aussi grande consommation qu'à présent; il fallait une nouvelle doctrine, présentée et développée par l'un de nos médecins les plus illustres, pour qu'elles fussent préconisées comme elles le sont de nos jours.

On connait maintenant douze à quinze espèces de sangsues, désignées sous le nom générique de vers aquatiques, de la famille des hirudinées de MM. Lamarck (1), Savigny et Latreille.

On les divise en plusieurs groupes : le premier renferme ceux dont les organes respiratoires sont visibles en dehors ; le second comprend les vers dont ces mêmes organes ne sont nullement apparents, et c'est pour cette raison qu'on a donné à ceux-ci le nom d'endrobranches. C'est dans cette section que sont classées les sangsues dont nous nous occupons.

La première, dans le commerce, porte le nom de sangsue grise, *hirudo medicinalis*, et la seconde celui de sangsue verte, *hirudo officinalis*.

On a plus écrit sur les sangsues depuis dix ans qu'on ne l'avait fait pendant cinquante ans auparavant, et l'histoire de ces animaux est maintenant très avancée : comme on ne cesse pas de s'en occuper, on ne tardera pas, sans doute, à en avoir une histoire complète ; elle sera d'autant plus intéressante qu'elle nous donnera peut-être, il faut l'espérer du moins, le moyen de parvenir à les faire multiplier en grand. Cependant je dois avouer que j'ai déjà fait à ce sujet bien des essais,

(1) *Histoire naturelle des animaux sans vertèbres.* Nouvelle édition augmentée par MM. G. P. Deshayes et H. Milne Edwards, Paris 1838, tom. v, pag. 517 et suiv.

qui, jusqu'à présent, ont été infructueux. Je pense que le seul moyen de réussir serait de laisser repeupler d'eux-mêmes nos marais qui en fournissaient abondamment, et qui ne sont pas encore entièrement épuisés. Ce serait d'autant plus important, d'autant plus nécessaire, que non seulement nous pourrions suffire à nos besoins, mais que nous pourrions encore faire des exportations à l'étranger, comme nous l'avons fait bien longtemps, tandis qu'aujourd'hui nous sommes devenus tributaires de nos voisins. Il est prouvé d'une manière certaine que chaque année on importe en France quarante à cinquante millions de sangsues.

Le corps des sangsues est un cylindre aplati sur les deux faces supérieure et inférieure, et terminé à chaque extrémité par un disque charnu, qui leur sert à s'attacher de l'une à l'autre extrémité; quand il se contracte, il présente une forme ovoïde. Il est composé de quatre-vingt-seize anneaux visibles à l'œil nu, qui permettent à l'animal de s'allonger. Le long de chaque anneau se trouvent des cryptes mucipares ou glandes disposées irrégulièrement; il y en a cinquante environ sur chaque anneau à la face dorsale; on ne peut guère les compter à la face abdominale; l'animal les fait paraître et disparaître à volonté, de sorte qu'il est souvent difficile de les bien apercevoir ; c'est quand l'animal est hors de l'eau et en repos depuis quelque temps, que souvent ils sont plus développés et sensibles au toucher.

La peau a tout à fait l'aspect velouté, surtout quand l'animal est couvert d'un peu d'eau, ce que l'on voit bien à l'aide d'une loupe, et des rayons lumineux.

Elle est composée d'un derme, d'un épiderme un peu apparent, et d'un pigmentum.

Entre chaque anneau et dans une direction opposée, on remarque un certain nombre de segments réguliers. J'en ai compté soixante à la face dorsale; l'animal les fait aussi paraître et disparaître à volonté ; on ne peut également les bien voir que par transmission, à l'aide d'un peu d'eau, des rayons lumineux, et d'une loupe, et quand l'animal est en mouvement; de même que pour les cryptes, on ne peut les observer à la face abdominale, à cause de la difficulté qu'il y a à tenir sur le dos la sangsue vivante; ils disparaissent aussi à la mort de l'animal, et ne s'observent pas non plus quand il est gorgé, ce qui prouve qu'ils sont destinés à permettre à la peau de prendre de l'extension.

Du toucher.

Ce sens est très prononcé, très délicat chez les sangsues, et dépend de l'extrême sensibilité de l'épiderme. Dès qu'on les touche le plus légèrement possible, aussitôt elles se contractent d'une manière tout à fait remarquable; leurs mouvements sont en rapport avec leur état de santé et la température; la surface se recouvre à l'instant même d'un mucus abondant, surtout s'il y a quelque temps qu'elles sont hors de l'eau; les cryptes, que l'on aperçoit bien dans l'état de repos, disparaissent dès que l'on touche l'animal. Toutes les parties du corps ne rendent pas une égale quantité du dit mucus, la face abdominale en sécrète davantage, et c'est à des distances à peu près égales, de cinq en cinq anneaux, et notamment du vingtième au quarantième, en allant vers la ventouse anale. Sitôt qu'on frôle une sangsue, on voit couler abondamment ce mucus qui est clair et liquide.

Tant qu'on irrite l'animal, il ne cesse pas d'en rendre jusqu'à ce qu'il en soit tout à fait privé; lorsqu'il est à terre et qu'il chemine, ce mucus sert à lubréfier son passage; et quand il en est dépourvu et épuisé de force, il est obligé de s'arrêter et il ne tarde pas à périr. La sécrétion plus abondante des bourses muqueuses abdominales, ne semble-telle pas être une prévoyance de la nature, puisque l'animal en avait plus besoin là qu'ailleurs pour faciliter davantage sa locomotion.

De la sensibilité.

Quand les sangsues sont exposées à la lumière vive, elles paraissent souffrir, cherchant à l'éviter autant que possible; et sitôt qu'elles le peuvent, elles se soustraient à son influence en se plaçant sous tous les objets qui sont près d'elles.

Si on les tient dans une atmosphère tant soit peu délétère, aussitôt elles se contractent, éprouvent des convulsions, et elles finissent par périr.

Si l'eau dans laquelle on les met, contient soit du sel, soit de l'acide, de l'alcali, ou toute autre substance analogue, dans une proportion telle qu'elle fasse à peine impression à la langue, aussitôt elles éprouvent une violente convulsion, et périssent bientôt si on ne les enlève pas.

Du pigmentum.

Le pigmentum, ou matière colorante, situé au-dessous de l'épiderme, est diversement nuancé, généralement plus chez les sangsues vertes que chez les grises. Le centre de la face dorsale des premières est une large bande d'un vert clair; le fond est toujours parsemé de taches noires, que l'on ne voit bien que quand elles sont dans un peu d'eau, et à l'aide des rayons lumineux et d'une loupe. Comme je l'ai déjà indiqué plus haut, la largeur et le nombre de ces taches varient; elles sont quelquefois si petites qu'on a bien de la peine à les distinguer. C'est le plus ou le moins de ces taches et leur plus ou moins de largeur qui donne à cette bande une couleur pâle vert, et quelquefois vert très foncé; de chaque côté de cette bande médiane, il en existe d'autres formées ordinairement des couleurs de rouille, jaune, verte, noire et violette foncée. Il est bien rare que toutes ces couleurs existent ensemble et dans une égale proportion; toujours l'une d'elles domine les autres. Souvent ces lignes latérales ne sont formées que de trois couleurs, ou de deux; on en voit même qui ne vont pas d'une ventouse à l'autre, et qui se perdent en chemin. Les lignes qui viennent après celles-ci sont ordinairement d'une seule couleur, presque toujours jaunes, et quelquefois noires; ces lignes sont placées aux deux angles latéraux. La face abdominale est toujours moins variée en couleur et n'est ordinairement composée que de deux; une large ligne occupe presque toute la surface, elle est toujours d'une seule couleur, vert clair et plus souvent jaune. Cette grande ligne est toujours au centre; de chaque côté de celle-ci se trouve une autre ligne beaucoup plus petite, et qui est toujours noire. Ces lignes dorsales et abdominales varient toujours, non seulement en couleur, mais aussi en largeur; et c'est pourquoi, quand on examine ces vers réunis en masse, on croirait tout d'abord qu'ils sont d'espèces différentes.

Parmi les sangsues vertes, il y en a dont le dos ressemble tellement aux grises, qu'on les croirait appartenir à cette espèce. Quelquefois c'est par le ventre qu'elles leur ressemblent, et il faut bien faire attention pour ne pas s'y tromper.

Celles que l'on connaît dans le commerce sous le nom de sangsues grises ont des couleurs généralement moins variées; les marchands les nomment grises franches pour les distinguer des autres variétés; elles ont aussi, comme les vertes, dans le milieu du dos, une grande bande qui va d'une ventouse à l'autre, dont la couleur est toujours d'un vert foncé qui ne varie jamais, et dont le fond n'est pas, comme chez les vertes, parsemé de taches noires. De chaque côté de cette grande bande, on voit une petite ligne jaune qui s'élargit et se rétrécit assez régulièrement tous les cinq anneaux environ.

Il existe encore d'autres lignes de couleur jaune

à côté de cette dernière; et de plus, on remarque, de distance en distance et à des intervalles réguliers, une tache noire, de forme à peu près carrée, quand l'animal se contracte.

Après celle-ci, viennent trois autres lignes de chaque côté, qui ont une forme plus régulière, et qui sont très près l'une de l'autre. La première est de couleur vert foncé, la seconde noire, et la troisième d'un jaune citron; cette dernière est placée à l'angle latéral.

Maintenant si on examine la face abdominale, on voit au centre une grande bande de couleur vert pâle toute maculée en noir; elle seule occupe presque toute la surface comme chez les vertes; de chaque côté est une ligne noire placée aussi à l'angle latéral qui touche la ligne jaune qui est placée à côté du dos.

Toutes les sangsues qui dans le commerce portent le nom de grises, n'ont pas la même robe; il en est dont le dos est couleur de rouille, d'autres ont le ventre de cette couleur avec quelques taches noires. Les marchands nomment celles-ci grises bâtardes. Elles ne sont pas aussi estimées que les grises franches, et sont en petit nombre.

On rencontre encore des sangsues qui n'ont pas les mêmes couleurs que ces dernières, mais qui ressemblent cependant plus ou moins aux grises franches, soit par le dos, soit par le ventre qui est toujours maculé. Toutes ces variétés de grises se rencontrent ordinairement parmi les vertes.

La grande différence qu'il y a entre les vertes et les grises concernant la robe, c'est que les premières ont toujours le ventre d'une seule couleur, tandis que les secondes ne l'ont jamais. Elles ont aussi des habitudes différentes : ainsi les grises sont plus sédentaires, et lorsqu'on en met des deux espèces dans un cuvier, on remarque toujours qu'un plus grand nombre de grises restent au fond.

Toutes les contrées ne donnent pas des sangsues vertes de même nuance, et ce qui le prouve jusqu'à un certain point, c'est que lorsqu'elles nous venaient de Nantes, de Bordeaux, d'Italie, etc., à Paris on les désignait sous le nom de Nantaises, de Bordelaises et d'Italiennes, et on les reconnaissait très facilement. Celles de Nantes sont d'un vert foncé, celles de Bordeaux d'un vert clair; chez celles d'Italie la couleur de rouille domine davantage, ce qui leur a fait donner le nom de sangsues rouges.

Du canal digestif.

Le canal alimentaire des sangsues se compose de la bouche, de l'œsophage, de l'estomac, du cœcum, du rectum et de l'anus. Une chose bien remarquable chez ces animaux, c'est que l'ingestion est très rapide, au point que souvent en une demi-heure ils sont gorgés assez pour en mourir, tandis qu'il n'en est pas de même de la digestion. On sait en effet qu'il faut plus de deux ans pour que tout le sang avalé ait complétement disparu, et cette lente nutrition est bien en rapport avec la lenteur de leur digestion et le peu de rapidité de leur développement.

Nous ne parlerons pas des organes digestifs sous le rapport de leurs fonctions; on peut à ce sujet consulter les différents ouvrages qui en font mention, tels que le *Dictionnaire des sciences naturelles*; le mémoire de M. Moquin-Tandon (1), etc.

Organe du goût.

On a long-temps pensé que les sangsues étaient dépourvues de l'organe du goût, et des expériences faites à ce sujet, semblaient confirmer cette opinion; mais il est bien démontré, maintenant, qu'elles possèdent cet organe.

Quand on met des sangsues soit dans l'eau sucrée ou gommée, soit dans du lait, il est vrai qu'elles ne se gorgent pas. Mais il n'en est pas de même quand on les met dans du sang, s'il est frais et tiède sur-

(1) *Monographie de la famille des hirudinées.* Montpellier, 1827, in-4°, fig.

tout, au lieu de chercher à en sortir, on les voit, la plupart, paraître y rester avec plaisir, et même le savourer. Si, sur une livre de sangsues, on met quatre onces de sang, quelques heures après tout est absorbé ; il en est de même de huit onces, de douze, et même de seize, qui est le poids égal aux sangsues ; toutefois ces dernières quantités de sang sont absorbées avec plus de lenteur. Toutes, quoi qu'on fasse, n'en avalent jamais une égale quantité : il en est qui en prennent beaucoup et d'autres peu. Quand le vase qui les contient, est entièrement plein, alors elles se gorgent plus vite et plus également : il y en a cependant toujours un certain nombre qui n'en prennent pas du tout, tandis que d'autres se gorgent très fortement. Si, par une opération nouvelle, on remet dans une autre portion de sang celles qui n'ont rien pris, alors, parmi celles-ci, il en est encore qui se gorgent ; et en répétant ainsi l'opération, on peut parvenir à les gorger toutes, mais jamais également.

Quand elles ont pris tout le sang qu'on leur a donné, si on les laisse quelque temps dans un vase, vingt-quatre heures, par exemple, on aperçoit un liquide clair et épais ; ce liquide n'est que de l'eau chargée de mucus. Cette eau n'est sans doute pas rendue par la bouche, parce qu'elle serait nécessairement mêlée à du sang, et il est plus que probable que par l'effet de la pression qu'exerce le sang introduit dans l'estomac, elle s'échappe des cryptes qui se trouvent disséminés sur toute la surface du corps de l'animal. C'est quand on agit sur des masses, que l'on remarque bien cet effet : néanmoins, on peut aussi l'observer avec une seule sangsue ; quand elle a servi, et qu'on la laisse pendant vingt-quatre heures dans un verre, au bout de ce temps il y a toujours un peu d'eau muqueuse.

S'il est certain, maintenant, que les sangsues se gorgent quand on les met dans le sang, tandis que cela n'a pas lieu avec tout autre liquide, il faudra bien nécessairement admettre qu'elles possèdent l'organe du goût ; car, autrement, on ne pourrait pas expliquer la raison pour laquelle elles avalent ce liquide à l'exclusion de tout autre ; d'ailleurs, le soin qu'elles mettent à rechercher leur nourriture, ce qui est naturel à tous les animaux, pourrait servir de preuve si elle n'était déjà acquise ; et si, pour prouver la non-existence de l'organe du goût, les essais qui ont été faits précédemment, et aussi avec du sang, n'ont pas réussi, c'est que ce liquide était altéré au moment de s'en servir, ou que les sangsues étaient malades.

Dès que les sangsues sont sorties des cocons, elles sont déjà aptes à se gorger de sang ; et pour s'en convaincre, il faut mettre près d'elles, dans l'eau où elles sont, un morceau de foie de veau frais; aussitôt on les voit s'y attacher et se gorger avec la même facilité que les grosses. Tous les autres moyens pour les gorger, ont été employés sans succès. La quantité de sang qu'elles prennent, quand on les fait servir, est très variable, parce qu'elle est subordonnée à une infinité de causes: une des premières conditions, c'est d'être très bien portantes, ce qui est assez rare.

Il est reconnu aussi que, toutes proportions gardées, les grosses tirent moins de sang que les moyennes, et celles-ci moins que les petites: ainsi, par exemple, huit sangsues, pesant ensemble un gros, tirent, toutes choses égales d'ailleurs, beaucoup plus de sang qu'une sangsue ayant à elle seule le même poids.

En général, celles de grosseur ordinaire prennent deux, trois et jusqu'à quatre fois leur poids; souvent il en est qui se gorgent tant, qu'un jour ou deux après, elles meurent d'indigestion. Quand elles ne sont pas trop gorgées, elles peuvent encore vivre long-temps; j'en ai conservé qui ont vécu plusieurs années dans un peu d'eau; le plus souvent elles meurent avant ce terme. Si, quand on les applique, elles prennent peu de sang, pour cause de fatigue ou toute autre cause, on conçoit que cela ne devra pas les faire mourir, et qu'elles pourront encore servir une seconde et même une troisième fois, comme cela se pratique souvent : ainsi, quand une sangsue sert deux et trois fois, c'est qu'elle ne s'est pas entièrement gorgée la première fois. En général, elles meurent toutes dans les premiers six mois de leur application ; j'en ai vu mourir sans rendre de sang, mais cela est fort rare ; ordinairement, avant de mourir, elles en rendent par intervalle plusieurs fois sans cause apparente, mais ne rendent jamais tout. La quantité qu'elles rendent à la fois est fort variable, et n'est pas toujours en rapport avec celle qu'elles ont avalée ; il est d'autant plus noir et épais qu'il y a long-temps qu'elles ont servi. Avant de mourir, souvent le corps des sangsues se durcit et devient tout ridé ; quelquefois la partie inférieure perd entièrement tout principe de vie ; il survient aussi des ecchymoses sur tout le corps, ainsi que des étranglements de place en place.

On a cru long-temps que ces vers ne s'attachaient qu'à des animaux vivants ; c'est une erreur, car il est prouvé qu'ils s'attachent sur tous les corps, animés ou non.

Ils se nourrissent, dit-on, du sang des grenouilles, de celui des chevaux et des bestiaux qui vont dans les marais, ainsi que de la substance des plantes, etc. Nous avons conservé de ces vers pendant plus d'un an dans un peu d'eau en contact avec l'air ; au bout de ce temps ils se portaient très bien ; seulement ils avaient perdu un peu de leur poids. D'après ces observations, s'ils ont besoin de substances alimentaires pour exister, ce dont on peut douter, on conviendra aussi qu'il peuvent supporter la faim très long-temps.

On a dit que les sangsues grises et les vertes ne pouvaient pas vivre ensemble. C'est une erreur, puisque dans beaucoup de marais on les trouve réunies ; celles d'une même espèce ne se mordent pas non plus, bien qu'on ait dit le contraire. Cependant lorsqu'on réunit des sangsues fatiguées ou malades à celles qui sortent du réservoir et qui se portent bien, on voit toujours celles-ci attaquer les premières, les cribler de morsures, et les faire périr ; ainsi donc si elles se mordent, c'est dans un cas exceptionnel.

Les plus grosses que l'on voit dans le commerce pèsent de quatre à cinq gros : ce sont des vertes en général ; les grises n'atteignent que bien rarement ce poids.

On a cru long-temps que les sangsues n'avaient pas d'anus, et cette erreur a duré pour ainsi dire jusqu'à nos jours. Valmont de Bomare et bien d'autres partageaient cette opinion ; cependant il est maintenant bien démontré qu'elles en ont un. C'est toujours des sangsues grises ainsi que des vertes qu'il est question. Il est situé à la face dorsale, au dernier anneau, immédiatement au-dessus de la ventouse anale ; il est impossible de l'apercevoir, même à l'aide d'une loupe ; mais après un léger tâtonnement on parvient à le trouver au moyen d'une épingle ou d'une aiguille qui s'y enfonce de quatre à cinq lignes. Pour mieux parvenir à le trouver, il faut prendre une grosse sangsue au moment où elle vient de mourir.

Au sortir de l'anus les excréments sont d'un vert noir foncé, ils se divisent dans l'eau en toutes proportions, ils n'ont ni odeur ni saveur bien prononcées ; la consistance est ordinairement un peu liquide, mais elle varie quelquefois. La couleur vert pâle que prend souvent l'eau dans laquelle sont des sangsues est due à leurs excréments. Quand elles sont nouvellement pêchées et qu'elles sont réunies en masse, elles en rendent toujours beaucoup pendant plusieurs jours, et cela se remarque facilement à chaque renouvellement de l'eau ; après, elles en rendent rarement. La couleur verte que prend l'eau dans laquelle elles sont, n'est cependant pas de mauvais augure pour les marchands ; au contraire, et en général ceux qui en font le commerce en gros, ont bien soin de faire observer à ceux qui leur en achètent, *que la march andis fait bien son eau verte* : telle est leur expression.

Comme nous l'avons dit, la consistance des excréments varie, et c'est quand les sangsues sont isolées que l'on peut bien faire cette remarque. Quand on met une sangsue nouvellement pêchée, dans une eau alternativement froide et tiède, souvent quelques moments après, elle rend des excréments sur les parois du vase, et quand ils sont consistants, on les prendrait pour du fil noir ; mais plus ordinairement ils se divisent au sortir de l'anus pour peu que l'eau soit agitée.

Il ne faut pas que les sangsues soient dans l'eau pour reudre des matières fécales, et cela s'observe souvent sur les sacs où elles sont renfermées.

Jusqu'à présent on n'a pas reconnu d'organe auquel il fût possible de supposer la fonction de la dépuration urinaire ; on est donc obligé d'admettre que cette fonction n'existe pas chez les sangsues.

Du système de la respiration.

La respiration, chez les sangsues, ne s'opère pas comme chez la plupart des autres animaux. L'air nécessaire à leur existence ne s'introduit pas par la bouche, mais bien par la surface du corps qu'il pénètre, et elles ont cela de commun avec bien d'autres êtres rangés aussi dans les classes inférieures du règne animal.

On sait que les organes respiratoires consistent en deux rangées longitudinales de sacs membraneux, au nombre de 15 à 20, éloignés l'un de l'autre de 5 à 6 anneaux, et que ces organes, pendant la vie, sont toujours remplis d'air et d'une humeur visqueuse. Quoiqu'on soit bien certain de leur existence, il est impossible, même à la loupe, d'en découvrir les orifices extérieurs. La quantité d'air que contiennent les organes de la respiration n'est pas toujours la même; et ce qui le prouve, c'est que quand on fait périr des sangsues dans l'eau privée d'air, les unes meurent plus tôt, les autres plus tard. Plus la quantité d'eau du vase où on les met est considérable, plus elles vivent long-temps, par la raison que dans ce cas elles ont plus d'air à leur disposition. On a dit que pour prouver le fait de la respiration des sangsues, il suffisait d'en mettre une trentaine dans un flacon surmonté d'un tube qui plonge dans l'eau, et qu'alors on voyait, après quelques instants, une diminution sensible de l'air remplacé par une même quantité d'eau. J'ai répété l'expérience : au lieu de trente sangsues, j'en ai mis cent dans un petit flacon, et l'opération a duré deux heures; pendant ce temps j'ai toujours examiné avec attention ce qui se passait; rien ne s'est opéré, et dans le tube l'eau n'a fait aucun mouvement d'ascension; cependant l'appareil avait été monté avec beaucoup de soin. Nous sommes donc autorisés à penser, d'après cela, que l'expérience en question n'a pas été bien faite; et ce qui vient encore à l'appui de notre observation, c'est que les animaux, en respirant, rendent une quantité d'air égale à celle qu'ils prennent; qu'il n'y a de différence que parce que l'air rendu contient moins d'oxigène, qui est remplacé par une quantité égale d'acide carbonique. Ne peut-on pas être porté à croire que l'opération dont il s'agit n'a pas été bien faite? En effet, la respiration chez les sangsues se faisant d'une manière insensible et non par des mouvements sensibles et apparents, comme chez l'homme, par exemple, il ne devait rien s'opérer dans le tube du dit appareil.

Quand les sangsues sont quelque temps en contact avec très peu d'air, son volume, au lieu de diminuer, augmente, et on peut très facilement en acquérir la preuve en introduisant une sangsue dans un flacon rempli d'eau et de très peu d'air. Au bout de quelques jours, on en voit très distinctement le volume augmenté.

De l'audition.

Jusqu'à présent, il n'a pas été possible de croire à la fonction de l'audition, et on est forcé d'admettre que cette fonction n'existe pas chez les sangsues.

De l'odorat.

On a fait plusieurs essais pour savoir si les sangsues possédaient la membrane olfactive, et jusqu'à présent on n'est pas parvenu à prouver son existence. Les observations de MM. Henri, Virey et Rayer, faites à ce sujet, ne sont pas concluantes, et si ces vers s'agitent et se contractent quand ils sont dans une atmosphère odorante, acide ou alcaline, cela vient plutôt d'une irritation qui s'exerce sur toute la surface de la peau, qui est, comme on le sait, très molle et recouverte d'un épiderme fort mince.

De la vue.

Les opinions sont aussi bien partagées sur l'existence du sens de la vue : pour les uns, ces taches noires, arrondies, proéminentes, symétriquement disposées sur la lèvre supérieure, dont le nombre varie selon l'espèce, et que l'on aperçoit très bien à l'œil nu, surtout chez les jeunes sujets, sont considérées comme étant des yeux; et pour d'autres, au contraire, ces taches ne sont que le résultat d'un épanchement de la matière colorante sous l'épiderme.

Quelle que soit la température, ces vers évitent toujours la lumière autant qu'ils le peuvent, surtout quand elle est vive; et c'est notamment sur des masses que l'on peut bien faire cette observation, quand ils sont en bassins, et que la température leur permet de voyager. Si, dans leur course, ils rencontrent quelque objet, la plupart vont se nicher dessous. Quand il y a des plantes, on les trouve aussi en grande quantité dans leurs touffes; lorsque, faute de plantes, une partie est couverte par quelque chose capable de donner de l'ombre, alors beaucoup viennent s'y abriter, et on en voit toujours sensiblement plus là qu'ailleurs. Mises en bassin, s'il n'y a pas de plantes, la plupart, les grosses notamment, se placent au fond dans la terre, et s'y tiennent cachées pour se soustraire aux effets de la chaleur, et surtout des rayons lumineux, dans l'été. La nuit et le matin, au moment de la fraîcheur, on en voit un grand nombre ayant la partie supérieure du corps hors de leurs trous, et faisant constamment, en se balançant la tête, un mouvement de va et vient, tandis que d'autres paraissent sommeiller. Lorsque, dans cet état de choses, on s'approche du bassin, on en voit toujours qui se retirent précipitamment au fond de leurs trous, à la manière des lombrics, avec cette différence cependant qu'on n'est pas obligé de les toucher ni de remuer la terre qui les entoure. Ce n'est pas seulement quand elles sont en bassin que les sangsues évitent la lumière; quand elles sont à terre, quoique à l'abri des rayons du soleil ou d'un air froid, elles vont constamment se placer dans les endroits les plus obscurs. Si elles ne voient pas, comment pourrait-on expliquer ces faits? Quelle est donc la cause qui, dans toutes circonstances, les fait toujours fuir la lumière, quelle que soit la température? Comme on ne peut pas supposer que ce phénomène soit dû à une irritation de la surface du corps, nous sommes donc portés à croire, jusqu'à preuve contraire, que ces points proéminents en question sont des yeux.

Du système de la génération

On nomme androgynes les animaux qui possèdent les deux sexes dans le même individu, mais qui ne peuvent pas se suffire à eux-mêmes: tels sont les limaces, les colimaçons, les vers de terre, etc. Les sangsues sont de ce nombre; et, quoique possédant aussi les deux sexes, elles sont obligées de s'accoupler, de sorte que l'hermaphroditisme n'est pas suffisant.

Tous les animaux, comme on le sait, ont été divisés en vivipares et ovipares; ces derniers présentent des différences assez remarquables : en effet, un ou plusieurs œufs fécondés comme dans les oiseaux, sont expulsés isolément après que chacun d'eux s'est revêtu d'une enveloppe particulière; tantôt, au contraire, cette enveloppe ou membrane est commune à plusieurs ovules : c'est ce qui a lieu pour les sangsues en question, qui déposent des masses ovoïdes que l'on nomme cocons.

L'appareil générateur est très compliqué chez les sangsues, d'abord parce que les deux sexes existent sur chaque individu, ensuite parce que chacun d'eux est très développé. Comme je ne pourrais que répéter ce qui a déjà été dit sur ce sujet par MM. Carena, Savigny, Moquin-Tandon et autres, que l'on peut consulter, je me bornerai à dire qu'en allant de la ventouse orale vers les parties inférieures, l'organe mâle est situé au vingtième anneau, et l'organe femelle au vingt-cinquième.

L'époque des chaleurs est aussi celle de l'accouplement des sangsues : on peut facilement l'observer dans les marais, ou plutôt dans les réservoirs où on les réunit. On en voit beaucoup placées, comme les vers de terre, l'une à côté de l'autre, ventre à ventre et tête à queue, couchées sur le sol; on ne les voit guère s'accoupler avant la fin de mai ou le commencement de juin, et après la mi-août. L'acte de la copulation, qui a lieu en grande partie dans le courant de juin, dure plus ou moins de temps ; j'en ai vu rester plus de trois heures dans la même position. Quand on les sépare, on ne voit que deux points noirs, l'un au vingtième anneau et l'autre au vingt-cinquième. C'est toujours de grand matin, à la fraîcheur, qu'on les voit s'accoupler, et quand la chaleur du jour arrive, elles rentrent dans leurs trous ; jamais on ne les voit s'accoupler hors de l'eau. Les grises et les vertes s'accouplent ensemble indifféremment, et cet accouplement donne peut-être naissance à ces sangsues dont la robe ne ressemble ni à celle des grises, ni à celle des vertes, et à quelle espèce qu'on ne sait trop rattacher.

C'est dans les premiers jours de juillet que l'on rencontre les cocons, de sorte qu'à partir de l'époque de la copulation, qui est aussi celle de la conception, jusqu'au moment où elles les déposent, il s'écoule trente à quarante jours. Dans cet intervalle, tous les alentours des parties génitales s'enflent et durcissent, et en même temps, la peau sur ce point jaunit, et cela va toujours croissant jusqu'au moment où le cocon est formé. Sitôt ce travail terminé, le renflement disparaît, et la peau reprend sa couleur et son état ordinaire. Comme la durée de la gestation est de trente à quarante jours, et que l'époque de l'accouplement va jusqu'à la mi-août environ, il arrive que l'on rencontre encore quelquefois des cocons à la fin de septembre, bien qu'en petit nombre. C'est sous les gazons des berges qu'elles les déposent, et personne, je crois, n'a démontré jusqu'à présent comment elles les forment. Il est vrai de dire qu'il est assez difficile de s'en apercevoir, parce que dès qu'on les met à découvert, elles quittent aussitôt les endroits où elles sont.

Ordinairement c'est dans les anciennes galeries de taupes ou de rats qu'elles font leurs cocons; là, on les trouve quelquefois réunies au nombre de plus de trente; rarement on les rencontre isolées, et quand elles s'isolent, elles disposent elles-mêmes un emplacement convenable; c'est toujours à peu de distance de l'eau.

Quand la sangsue va former son cocon, elle commence d'abord par préparer une substance qui a tous les caractères et la ressemblance avec la glaire d'œuf battue, et qui doit en partie se convertir en tissu spongieux et entourer la capsule.

Cette mousse s'échappe sans doute par les parties génitales, à l'état de mucus, et est convertie en mousse écumeuse par les sangsues au fur et à mesure qu'elle sort. Ce qui le prouverait assez, c'est que, pendant que dure l'opération, l'animal a constamment la tête penchée vers les parties génitales, sans doute pour convertir en mousse la liqueur muqueuse, et ensuite s'en envelopper : en effet, quand la mousse est toute formée, la sangsue en est entourée de toute part, depuis la tête jusqu'aux parties inférieures du corps. Cette opération terminée, la capsule se forme ensuite; la matière qui la constitue, et qui paraît être formée de mucus et d'albumine, est sans doute aussi sécrétée par les organes générateurs, à l'état liquide. Les premières portions s'infiltrent et se répandent tout autour dans la mousse, sur une épaisseur de deux lignes environ, et la convertissent en tissu spongieux, tel que nous le voyons autour de la capsule.

Une fois le tissu formé par les premières portions de la liqueur mucoso-albumineuse, le reste sert à former la capsule. Celle-ci prend la forme qu'on lui connaît, et occupe toute la partie qui était devenue jaune et grosse après l'accouplement, et la sangsue en est enveloppée comme d'un corselet.

Le tissu et la capsule étant formés, et le cocon constitué, la sangsue y dépose alors la pulpe gélatineuse que l'on y rencontre, et qui contient les germes encore imperceptibles des êtres qui en proviendront.

Tout ce travail étant terminé, la sangsue, au moyen de contractions qu'elle opère en se raccourcissant et s'alongeant alternativement, se débarrasse de son cocon, et c'est par la tête que cette opération a lieu.

La substance mousseuse, qui ressemble, comme nous l'avons dit, à de la glaire d'œuf battue, n'a ni odeur, ni saveur sensibles, et paraît être formée de mucus et d'air. La quantité qui s'en fait ordinairement est de la grosseur d'une noix environ : ainsi il y en a beaucoup plus qu'il n'en faut, puisque les cocons sont loin d'avoir cette grosseur, et que le tissu spongieux n'a que deux lignes environ; le superflu s'affaisse et se réduit à rien. Cette mousse représente des prismes hexagones, et les imprime à la capsule quand celle-ci se forme; de sorte que lorsqu'on détache avec soin le tissu spongieux d'un cocon, on remarque très bien sur toute la surface, des creux réguliers, comme on les voit sur un dé à coudre.

Comme nous l'avons dit, c'est en se contractant que la sangsue se débarrasse de son cocon; et au même instant les deux bouts se referment à la manière d'une bourse à cordons, mais jamais hermétiquement; il reste toujours une petite ouverture d'une demi-ligne environ de diamètre, de chaque côté, que l'on n'aperçoit pas, parce qu'elles sont cachées dans le tissu spongieux, mais on peut facilement s'assurer de leur existence à l'aide d'une épingle. Ces ouvertures, d'ailleurs, qui existent constamment, expliquent pourquoi on rencontre souvent des larves dans l'intérieur des cocons.

Ordinairement quand la sangsue se met en travail de cocon, elle le commence et le finit sans désemparer; mais les choses ne se passent pas toujours de même : j'en ai vu souvent préparer de la mousse albumineuse et la laisser là, puis recommencer de nouveau à disposer de cette mousse, et continuer le travail jusqu'à l'achèvement du cocon.

Lorsque, sans interruption, la sangsue commence et finit son cocon, elle met de cinq à six heures à cette opération, et quelques minutes seulement pour s'en débarrasser.

Ainsi qu'on le voit ordinairement aussi, le tissu spongieux forme tout autour de la capsule, une couche d'environ deux lignes d'épaisseur, sur toute la surface ; mais il manque souvent sur divers points, et même quelquefois sur la presque totalité. Dans le premier cas, cela vient sans doute de ce que cette partie de capsule aura été mise à découvert accidentellement, avant que la mousse ait pu être convertie en tissu spongieux. Là où le tissu manque, la capsule, au lieu d'être garnie de creux comme un dé à coudre, est au contraire toujours lisse.

J'ai mis un jour, moi-même, de la mousse écumeuse sur une partie de capsule qui en était dépourvue ; et quoique cette capsule fût encore attachée au corps de l'animal, et qu'elle fût toute fraîche et glutineuse au toucher, la mousse ne s'est cependant pas pour cela convertie en tissu spongieux, et n'a pas fait corps avec ladite capsule. Cela devait être, puisqu'il faut que la capsule pénètre, à l'état liquide, la mousse, pour que celle-ci se convertisse en tissu spongieux.

Quand le tissu spongieux ne tient plus que par un bout de la capsule, bien que l'on voie évidemment qu'il a enveloppé ladite capsule de toute part, il faut nécessairement admettre que, par une cause quelconque, il n'aura pas adhéré assez fortement à la capsule, pour former un seul et même corps ; et que la sangsue, en se débarpassant de son cocon, l'a entraîné avec elle. Ce qui vient pour preuve à l'appui de notre opinion, c'est que ce tissu spongieux tient toujours précisément au bout inférieur de la capsule, c'est-à-dire, à celui qui a tenu le dernier à la sangsue.

Quand la capsule est toute fraîche, que conséquemment la sangsue en est encore enveloppée, et qu'elle n'est pas recouverte de mousse, elle est très glutineuse au toucher; elle n'a ni odeur, ni saveur sensibles; elle a d'abord toutes les couleurs de l'arc-en-ciel, ensuite de l'opale, et passe insensiblement à celle de jaune clair, vue par transmission, et brune, vue par réflexion. Sous le rapport chimique, d'après les observations de M. Boullay, la capsule est composée d'un peu d'albumine et de mucus.

La pulpe gélatineuse, que la sangsue dépose dans les cocons, est de couleur gris sale, et n'a ni odeur, ni saveur sensibles; quand elle est exposée à l'air, elle se dessèche, et devient friable et cassante. Au bout de quelques jours, quand on ouvre un cocon, on voit beaucoup plus distinctement qu'il existe constamment une petite ouverture à chaque pointe, et qu'elles ne sont jamais faites l'une comme l'autre; en les examinant attentivement, il est facile de voir comment était placé le cocon, et quel est le côté qui a tenu le dernier à l'animal.

Tous les cocons ne sont pas d'égal diamètre, et leur volume est toujours en rapport constant avec la grosseur des sangsues qui les ont formés. Leur longueur varie ordinairement de huit à seize lignes, et leur largeur de cinq à huit. Quant au poids, il varie aussi de seize grains à cinquante, selon leur état de plénitude ou de vacuité. Tant que les cocons renferment les sangsues, ils conservent toujours le même diamètre et le même poids qu'ils avaient au moment de leur formation ; après ils s'affaissent et se dessèchent. C'est dans les premiers jours du mois d'août, c'est-à-dire trente à quarante jours après la formation des cocons, que l'on voit ordinairement sortir les premières sangsues, de sorte qu'à partir de l'accouplement, qui a lieu vers la fin de mai ou dans les premiers jours de juin, il s'écoule environ soixante-dix jours, qui comprennent le temps de la gestation et le développement intra-capsulaire. Leur séjour intra-capsulaire n'est pas toujours de la même durée: j'en ai vu sortir des cocons avant l'époque ordinaire, et j'en ai vu aussi sortir après. Ordinairement quand les cocons sont exposés à une température plus élevée, les sangsues en sortent plus tôt; quand elles sortent, soit avant, soit après l'époque ordinaire, elles ne sont jamais pour cela d'égale grosseur; il en est qui sont moitié moins grosses les unes que les autres; néanmoins, elles ont toutes, en sortant, le pigmentum également bien développé, et les petites vivent aussi bien que les grosses et prennent aussi de l'accroissement. Avant qu'elles n'aient atteint tout leur développement intra-capsulaire, elles sont rouges, et le sont d'autant plus qu'elles sont éloignées du moment où elles sortiront des cocons. Quoique dans cet état, si on les retire des cocons, dix ou quinze jours avant l'époque fixée par la nature, et si on les met dans l'eau, elles continuent à vivre; le pigmentum se développe insensiblement, et en même temps elles grossissent comme si elles étaient restées dans leur enveloppe.

Le nombre des sangsues que l'on trouve dans les cocons, varie considérablement; le moins que j'en aie rencontré, c'est trois, et j'en ai quelquefois compté vingt-quatre.

Ainsi qu'on l'a remarqué, on ne les voit guère s'accoupler avant la fin de mai et après la mi-août; d'après cela, il est probable qu'elles ne s'occupent qu'une fois l'an du renouvellement de leur espèce, et qu'elles ne font qu'un cocon. Jusqu'à présent, on ignore, je pense, combien de temps elles conservent la faculté de se reproduire, et à quel âge elles commencent à procréer.

Des maladies des sangsues.

On sait que plus l'animalisation est développée chez les animaux, plus aussi le nombre des maladies qui les atteignent est considérable, et l'homme est là pour servir de preuve; les animaux placés sur les derniers degrés de la vitalité, sont donc le plus favorisés sous ce rapport. Les sangsues sont dans cette catégorie; aussi ne sont-elles jamais attaquées que par un petit nombre de maladies. C'est surtout quand elles vivent dans l'état d'isolement et de liberté, que l'on peut se convaincre de cette vérité. Depuis longtemps on a la certitude qu'alors elles vivent fort longtemps, et qu'elles ont la vie très dure.

Il n'en est pas de même lorsqu'on les réunit en grande quantité : alors une grande mortalité se déclare en très peu de temps sur des masses considérables, sans qu'on puisse, toutefois, y porter remède. Dans tous les cas, c'est toujours par la négligence ou l'ignorance des personnes chargées d'en avoir soin.

Quand la mort les frappe en masse, les marchands, sans donner d'explication, disent qu'elles meurent d'épidémie. Cette expression ne donnant pas une véritable solution et n'exprimant que l'effet d'une cause, nous essaierons d'expliquer pourquoi elles périssent épidémiquement. D'abord, c'est toujours quand elles sont réunies en trop grande masse, et surtout lorsque cette réunion vient d'avoir lieu.

Avant qu'on ne fît comme aujourd'hui un aussi grand usage des sangsues, nos marais en fournissaient abondamment. C'est au point qu'on en expédiait à l'étranger, et notamment en Angleterre. Elles nous sont maintenant envoyées de différentes contrées de l'Europe, et il n'y a pas encore long-temps que la Hongrie livrait seule à la France l'énorme quantité dont elle avait besoin. Celles qui nous viennent encore de là sont expédiées en poste dans des sacs de toile qui en contiennent quatre à cinq mille; elles sont dix à douze jours à faire le voyage. En route, on les passe dans l'eau trois ou quatre fois; quoique saines au départ, il y en a toujours un certain nombre de mortes à l'arrivée; plus la température aura été élevée, et plus la mortalité sera forte. Ce sont toujours celles que le hasard a placées au centre des sacs, qui succombent les premières, en admettant toutefois qu'au départ l'état de santé était le même pour toutes. Ce qui vient encore contribuer puissamment à cette mortalité, c'est l'état de pression et d'étouffement dans lequel elles sont constamment, surtout si les sacs sont d'un tissu trop serré. Quand toutes les circonstances sont favorables, la quantité de sangsues mortes ne va ordinairement qu'à six ou huit par cent; dans le cas contraire, quand on voyage pendant les grandes chaleurs, et quand déjà elles sont malades au moment du départ, ce qui arrive souvent, alors la mortalité fait tant de ravages que quelquefois on perd tout son chargement avant même d'avoir atteint le terme du voyage. Quand elles arrivent, si les mortes ont été séparées, il est bien difficile, pour ne pas dire impossible, même à celui qui a le plus d'expérience, de juger de leur état de santé et de dire quelle quantité on perdra. Pour cela, il faudrait savoir à combien s'élevait le nombre des mortes; assez ordinairement la quantité de celles qui meurent après l'arrivée, est à peu près égale à celle que l'on aura perdue dans le voyage. Dès leur arrivée, elles sont de suite mises en bassin et se terrent aussitôt, et, chose assez remarquable, c'est qu'ordinairement la mortalité semble s'arrêter tout à coup. C'est au point qu'on y est trompé, et que l'on croit qu'on n'en perdra plus; mais au bout de trois ou quatre jours, et quelquefois plus, la mortalité reparaît et exerce de nouveau ses ravages pendant plusieurs semaines et souvent plusieurs mois. Pendant ce temps, il faut chaque jour avoir soin d'enlever les sangsues mortes et de renouveler l'eau. Nous devons faire remarquer, cependant, que toutes ne viennent pas mourir à la surface, et que les plus malades, après s'être terrées, meurent dans la vase. Toutes choses égales d'ailleurs, il en meurt toujours moins à la surface, l'hiver que l'été, et on est souvent bien trompé quand on compte sur toutes celles que l'on n'a pas vu mourir. Quand la mortalité a cessé ses effets, celles qui survivent se conservent bien longtemps et n'exigent d'autres soins que le renouvellement de l'eau.

J'ai dit qu'à l'arrivée, les sangsues mises en bassin, se terraient de suite; toutefois, je dois faire observer qu'à l'époque des grandes chaleurs, étant fatiguées, malades, ayant souffert en route, elles vont se placer en grande partie sur le bord des berges : là elles se reposent, ayant une partie du corps hors de l'eau ; souvent, vingt-quatre heures après, elles ne sont pas encore rentrées toutes en terre.

Lorsqu'en voyage une température trop élevée les a fait beaucoup souffrir, souvent à leur arrivée la plupart sont dans un véritable état de mort apparente, au point de s'y tromper ; elles ne forment alors, toutes ensemble, qu'une masse muqueuse. Lorsqu'elles ont été dans l'eau quelque temps, on les voit donner quelques signes de vie et revenir à elles. Néanmoins, une très grande partie de celles-là finit toujours par succomber.

Quand on conserve les sangsues dans des vases, il arrive presque toujours qu'elles sont réunies en trop grande quantité, et que bien rarement on leur donne tous les soins convenables. Alors l'eau et l'air du vase ne tardent pas à s'altérer, par suite de la désorganisation de celles qui meurent les premières, et cette altération donne naissance à des gaz délétères. Dès ce moment elles meurent toutes les unes après les autres, et cet effet a lieu d'autant plus promptement que la température est plus élevée et la réunion considérable.

Maintenant, si on examine attentivement pourquoi elles meurent pendant le voyage, ou quand elles sont réunies en trop grand nombre dans des vases, on verra que dans le premier comme dans le second cas, la mort est toujours produite par la suspension des phénomènes de la respiration ; et ce qui vient à l'appui de notre opinion, c'est qu'après la mort, elles sont toujours molles, comme lorsqu'on les fait périr dans l'eau privée d'air : elles ont cela de commun avec les autres animaux, sans excepter l'homme. On sait, en effet, que dans ce cas, c'est par asphyxie que la mort arrive.

Celles qui ne succombent pas de suite aux effets de l'épidémie, languissent plus ou moins de temps :

tous les organes s'altèrent, la peau devient toute rugueuse; quelquefois il s'établit des ecchymoses; elles exhalent aussi une odeur putride, et finissent enfin par périr.

Si, dans le cours de leur maladie (je parle de celles que l'on tient dans les vases), l'eau dans laquelle on les conserve est plus ou moins froide, au lieu d'être toujours tempérée, alors le corps maigrit, s'alonge, durcit, et la mort arrive plus promptement.

Toutes les fois qu'on les réunit en trop grande quantité, quelque bien portantes qu'elles soient, elles ne tardent pas à dépérir et à succomber les unes après les autres; et cela arrive d'autant plus promptement que la température est plus élevée. On remarquera que c'est encore ici un effet épidémique qui les fait périr.

Quand elles sont fatiguées, par suite d'un long voyage ou autrement, si au lieu de les mettre en bassin on les tient dans des vases, jamais elles ne recouvrent ni leur force, ni leur vivacité naturelle, quel que soit le temps qu'on les tienne en repos.

La température qui leur convient le mieux et qu'elles préfèrent, est celle de dix degrés environ au-dessus de zéro. Elles peuvent, il est vrai, en supporter une plus basse et une beaucoup plus élevée, être exposées à un froid de plusieurs degrés sous zéro, et à plus de trente au-dessus;

mais elles ne peuvent s'accoutumer à ces deux extrêmes, et finissent par périr promptement, si on les y laisse.

L'hiver, quand on les conserve dans des vases, elles se blottissent toutes dans le fond; dès que le froid vient, et à mesure qu'il se concentre, l'eau s'épaissit de plus en plus, et la portion qui les couvre immédiatement l'est toujours plus que le reste. Plus il y a de sangsues réunies, plus l'eau prend vite de consistance : si l'on met pendant quelques heures un millier de ces annélides dans un litre d'eau, elle devient épaisse comme si elle était fortement chargée de mucilage; et si on renouvelle l'opération, on obtient les mêmes résultats. Cela ne peut évidemment venir que d'une plus grande émission de mucus, produite par l'irritation qu'ils éprouvent.

Le froid n'est pas la seule cause qui développe, chez les sangsues, une grande émission de mucus; une vive chaleur produit le même effet; une eau salée, acide, alcaline, ou contenant toute autre substance irritante, agit de même, quoiqu'à une température douce, et les sangsues meurent toutes promptement si on ne les retire pas. L'eau devenue visqueuse par l'effet du froid ou par une autre cause, perd sa viscosité et reprend son état naturel au bout de quelques jours, si les sangsues en sont retirées.

Constamment les sangsues rendent du mucus d'une manière insensible, et quand l'émission est plus forte qu'à l'ordinaire, c'est une preuve certaine qu'elles sont malades. En général, plus la mort approche, et plus elles en rendent, notamment quand elle vient à la suite d'asphyxie; car alors l'émission est plus forte que quand elles languissent long-temps.

Quand on frotte légèrement le corps d'une sangsue, il se couvre aussitôt d'une écume blanche due au mucus privé d'eau par le frottement.

Après la mort, la décoloration du pigmentum a toujours lieu, et c'est surtout l'été, quand elles meurent en masse, que l'effet est plus prompt.

Les personnes qui font habituellement le commerce de sangsues, sont généralement persuadées que les orages agissent toujours d'une manière très fâcheuse sur ces vers, et que c'est le fluide électrique, répandu abondamment alors dans l'atmosphère, qui en est la cause.

Il est vrai que dans l'été, lorsqu'on voyage avec de grandes quantités de sangsues, si on est rencontré par des orages, il arrive souvent qu'une forte mortalité s'établit; cependant, nous ne pensons pas qu'on doive l'attribuer à l'électricité atmosphérique.

Nous ferons d'abord observer que quand les

sangsues sont en bassin, si elles se portent bien, jamais il ne survient de mortalité, malgré les orages. Ensuite, personne n'ignore que l'été, au moment où les orages se forment, la température est plus élevée qu'à l'ordinaire, et que souvent il fait une chaleur étouffante; et alors la mortalité est toujours en rapport avec la chaleur du moment, que l'atmosphère soit plus ou moins chargée d'électricité.

Quand on expose des sangsues aux décharges d'une machine électrique, elles cherchent, autant que possible, à en éviter l'effet; mais dès que l'opération est terminée, elles reprennent leurs mouvements ordinaires, sans la moindre apparence d'altération dans leur santé. Quand les décharges se prolongent, elles souffrent sensiblement; le corps devient dur, et ordinairement vingt-quatre heures suffisent pour qu'elles reprennent leur état naturel; mais si on continue à faire pleuvoir sur elles le fluide électrique, elles finissent enfin par périr.

D'après ces faits, on sera sans doute suffisamment convaincu que le fluide électrique n'est pas ordinairement répandu en assez grande quantité dans l'atmosphère, pour rendre sensiblement les sangsues impressionnables à son effet, et que quand la mortalité survient parmi celles qui voyagent dans des temps orageux, cette mortalité n'est due vraisemblablement qu'à une trop grande élévation de température.

On croit assez généralement que les sangsues se mordent entre elles, parfois que les grises attaquent les vertes et *vice versâ*; nous n'avons jamais remarqué que différentes espèces se fissent la guerre, qu'elles soient en bassin ou dans des vases, dans l'eau ou hors de l'eau; cependant il est certain que l'on voit quelquefois des sangsues criblées de morsures; mais voici ordinairement dans quelle circonstance cela se remarque : Lorsqu'on réunit des sangsues sortant de bassin, et par conséquent très bien portantes, à des sangsues malades, celles-ci sont aussitôt attaquées et piquées impitoyablement par celles qui se portent bien; peu résistent aux morsures qui leur sont faites; aussi en voit-on rarement avec des cicatrices. Il est à remarquer que ce n'est jamais quand elles sont dans l'eau qu'elles se piquent.

Elles sont aussi sujettes à l'inflammation des organes de la digestion, que l'on voit quelquefois altérés sur toute leur étendue, à partir de la bouche et des lèvres qui sont souvent rouges et boursoufflées. Le grand foyer du mal se fixe quelquefois plus bas et sur un seul point; là, une tumeur inflammatoire se forme et augmente d'intensité;

les mouvements de l'animal deviennent de plus en plus lents et gênés, il dépérit chaque jour et finit par succomber. Un séjour trop prolongé dans la même eau, conjointement avec une température trop élevée, sont ordinairement les principales causes de cette maladie. Celles qui sont ainsi atteintes, languissent plus ou moins de temps avant de mourir, et leur corps devient dur, ce qui n'a jamais lieu quand elles meurent d'asphyxie, car alors il est toujours mou, comme je l'ai déjà dit. L'été, quand elles ont voyagé longtemps, qu'elles sont fatiguées et malades, on hâte leur mort, si au lieu de les laver avec de l'eau à une douce température, on l'emploie froide; dans ce cas aussi, dès qu'elles ont cessé de vivre et même avant, leur corps devient dur et roide, et la peau se ride.

Parmi celles qui viennent de faire un long voyage, on en trouve quelquefois qui sont remplies de nodosités; au toucher, on prendrait ces nœuds pour des pierres de la grosseur d'un pois, et on en compterait quelquefois plus de vingt, placés les uns à côté des autres et à des distances égales. J'ai quelquefois vu des colporteurs qui en avaient des charges entièrement attaquées de cette maladie. La cause la plus probable est, je crois, une longue privation d'eau et un séjour prolongé dans une température trop élevée ; ordinairement sept à huit jours suffisent pour faire disparaître ces nodosités, mais toutes les sangsues n'échappent pas.

Les sangsues maigrissent toujours en bassin ; cependant si de cent livres que l'on y aura mis, et qui représentent, par exemple, 25 mille, on ne retire au bout de quelque temps que cinquante livres, il ne faut pas croire qu'il en sera mort 12500. Quand elles ne sont pas trop malades en les mettant en bassin, souvent on retire de 16 à 18 mille sur 25, et la différence du poids, qui n'est plus en rapport avec le nombre, vient de ce que ce sont les plus grosses qui meurent, dont le poids est souvent de six à huit livres par mille.

Au nombre de celles qui arrivent en grande quantité, on en voit quelquefois qui semblent être atteintes de tympanite ou plutôt de météorisme ; malgré tous leurs efforts, elles ne peuvent en nageant atteindre le fond du vase où elles sont, elles restent toujours à la surface de l'eau. Ce même cas se remarque aussi quelquefois parmi celles qui se sont gorgées en les mettant dans le sang ; plusieurs jours suffisent ordinairement pour faire disparaître cette affection accidentelle, qui a sans doute pour cause la présence d'une certaine quantité d'air dans les voies digestives.

Si l'accumulation de ces vers, jointe à l'élévation de la température, les fait toujours périr en masse et dans un temps très court, il faut cependant convenir que, placés dans d'autres circonstances, ils ont une grande ténacité à la vie. J'en ai vu vivre plus d'un an, quoique privés de ventouse anale, et même d'une portion assez considérable de la partie inférieure du corps, qui était cicatrisée; quoique ainsi mutilés, ils se portaient très bien, ce qui semblerait prouver que l'anus, chez ces animaux, n'est pas essentiel à leur existence. J'en ai vu aussi ayant plus d'un tiers de la partie inférieure du corps entièrement désorganisée, tombée même en pourriture, tandis que l'autre partie était très saine; au point que, ne voyant que la première, on pouvait croire l'animal mort depuis longtemps, et ne voyant ensuite que la partie saine, penser au contraire alors que l'animal était partout dans le meilleur état de santé. Néanmoins, dans ce cas, la désorganisation ne cesse pas de faire des progrès, et l'animal finit enfin par succomber. Ces faits viennent à l'appui de l'opinion de M. Moquin-Tandon, qui regarde chaque espace occupé par cinq segments, comme un animal particulier et possédant les éléments de l'existence. Nous devons toutefois faire observer que, lorsque le foyer de désorganisation se fixe vers la tête, l'animal périt plus vite.

Des réservoirs, et des moyens de conserver les sangsues.

Il en fut de la conservation des sangsues en grand comme en petit; c'est-à-dire qu'il y avait longtemps qu'on en faisait usage, et qu'on les conservait en petit, lorsqu'on pensa à en faire de grands magasins. Ce fut d'abord dans le voisinage des marais, où on les pêchait, qu'on songea au moyen de les réunir, afin de se les procurer plus facilement, dans les moments de disette, occasionnés par les hivers rigoureux ou par les grandes chaleurs de l'été. Dans les différentes contrées, qui nous fournissaient autrefois tant de sangsues, les petits réservoirs, notamment dans le nord de la France, consistaient, et consistent encore aujourd'hui, en des fosses de forme conique, larges de vingt à trente pieds, et profondes de huit à dix. Au fond de ces fosses se trouve le niveau de l'eau; au printemps, on y dépose le fruit de la pêche, qui consiste toujours en plusieurs milliers de ces vers.

La consommation des sangsues devenue plus considérable, depuis le développement de la doctrine du célèbre professeur Broussais, donna lieu à un nouveau genre de commerce très étendu, exploité en partie maintenant par les herboristes de Paris, qui, pour conserver leur marchandise, firent disposer des bassins, ou réservoirs, dans lesquels on peut en mettre plusieurs centaines de mille.

Tous les terrains ne sont pas propres à établir des réservoirs à sangsues; les plus convenables sont ceux qui sont de nature tourbeuse, ou argileuse; ils doivent être placés près d'une rivière, ou d'une fontaine; la forme qu'il convient de leur donner, est un carré, ou carré-long; mais cela n'est pas absolument nécessaire, si la disposition de l'emplacement ne le permet pas. Le terrain étant disposé favorablement, on formera des bassins de douze pieds de large sur vingt-quatre de long, et trois pieds de profondeur. Cette largeur est la plus commode : quant à la longueur, elle peut être plus considérable, si le terrain le permet. J'ai dit qu'il fallait donner trois pieds de profondeur, mais cela peut varier aussi, en raison de la position de l'emplacement; dans tous les cas, il faut faire en sorte de pouvoir maintenir au moins un pied et demi d'eau, avec facilité de pouvoir aussi la retirer au besoin.

Les berges, ou bords des bassins, doivent avoir la pente convenable, pour qu'elles ne s'éboulent pas, ni l'hiver, ni l'été; elles seront garnies de gazons. Afin de pouvoir pêcher facilement les sangsues, on placera sur les bassins de fortes planches de chêne ou de sapin, que l'on fixera sur de gros pieux, enfoncés dans le terrain; plus elles seront près de l'eau, et mieux cela vaudra pour faciliter la pêche.

Quand on aura formé le creux des bassins, si c'est un terrain argileux, on aura soin, à la profondeur d'un pied, de bien diviser le sol, et de le réduire en bouillie; condition essentielle, et sans laquelle les sangsues périraient toutes, si elles ne pouvaient pas entrer à volonté dans la vase.

On pourra sans inconvénient faire passer la même eau dans plusieurs bassins; mais si la situation du terrain le permet, il vaudra mieux pratiquer plusieurs issues, pour que l'eau se renouvelle davantage.

Afin que les sangsues ne s'échappent ni par l'entrée, ni par la sortie de l'eau, on aura soin d'y placer des chassis faits en fortes planches, garnis de toile de laiton d'un pied carré; on pourra aussi, si on le juge convenable, mettre un chassis entre chaque bassin, afin que les diverses espèces ne se confondent pas.

A l'entrée et à la sortie de l'eau, il faudra aussi placer plusieurs buses en bois, garnies d'un tampon; par ce moyen, on pourra faire baisser et hausser l'eau à volonté.

Comme nous l'avons déjà dit, si c'est un terrain argileux, il faudra réduire en bouillie le fond des bassins, afin que les sangsues s'y introduisent avec facilité; mais s'il est tourbeux, on prendra d'autres précautions: après que l'on aura formé les bassins, on divisera le fond parfaitement, et sans eau, à la profondeur d'un pied, et on le piétinera entièrement partout, afin qu'il soit moins léger; sans cela il se trouverait à l'état de de boue; et n'étant pas assez compact, les sangsues n'y pénétreraient pas.

Malgré que l'on puisse disposer de l'eau d'une rivière ou d'une fontaine, le terrain que l'on a à disposer peut bien n'être pas de nature argileuse ni tourbeuse : cela se voit dans bien des localités, notamment aux environs de Paris, où le sol est généralement plus sablonneux qu'argileux; dans ce cas, si l'on veut y établir un réservoir, il faut déposer dans le fond l'épaisseur d'un pied d'argile préparée comme il est dit ci-dessus.

Les sangsues ayant la peau extrêmement mince, et par conséquent très sensible, ne pourraient pas se plaire dans des bassins dont le sol serait siliceux. Avec un pareil terrain, il faudra aussi avoir soin de mettre le long des digues une couche d'argile, par la raison qu'au printemps, les sangsues vont s'y placer pour y déposer leurs cocons.

Afin d'éviter le fâcheux effet des trop grandes chaleurs de l'été, on laissera croître des plantes aquatiques dans les réservoirs ; et comme il en vient toujours de différentes espèces, on aura soin de faire un choix et de donner la préférence à celles qui prennent tout leur accroissement sous l'eau, telles que l'épis d'eau, les conferves, et notamment la charogne fétide, *caro vulgaris* ; cette dernière plante offre des touffes très épaisses et rugueuses, qui permettent aux sangsues de se débarrasser des mucosités qui les recouvrent souvent, et en même temps de s'y abriter commodément ; aussi devra-t-on la préférer à toute autre.

Quand les sangsues arrivent, il convient de les mettre de suite en place ; pour cela, il faut avoir soin de les verser dans des baquets que l'on a mis au-dessus des bassins. Dans ces baquets se trouve un peu d'eau ; toutes les sangsues vivantes sortent et tombent dans les bassins, tandis que les mortes restent au fond. Pendant une quinzaine de jours, il est bien nécessaire d'enlever toutes celles qui périssent et qui étaient atteintes mortellement à leur arrivée. Cette opération doit se faire tous les matins à la fraîche; l'on doit faire en sorte qu'il y ait peu d'eau, afin de mieux apercevoir les sangsues. Si des plantes gênaient pour faire cette opération, on pourrait sans inconvénient les arracher, parce qu'il en reviendrait d'autres.

Dès que les sangsues nouvellement arrivées sont mises en bassins, les mieux portantes vont de suite se placer au fond dans la vase, et celles qui sont malades se dirigent vers les bords pour y prendre l'air et s'y reposer, comme je l'ai déjà dit.

Lorsque après une quinzaine de jours de bassins toutes les sangsues qui étaient atteintes mortellement ont succombé, alors elles ne demandent plus grande surveillance; seulement il faut avoir soin de faire entrer et sortir l'eau constamment, et d'enlever celles qui périssent çà et là pendant les grandes chaleurs. On laissera entrer dans le jour le plus d'eau possible dans les bassins, et la nuit on la fera évacuer.

Comme, après un long voyage, il en périt toujours plus ou moins, et que chaque jour il en meurt, il faut s'attendre à ne jamais retirer tout ce que l'on aura mis en bassin; et après six mois de dépôt, lorsque d'ailleurs il n'est pas arrivé d'accident extraordinaire, il faut s'attendre, dis-je, à une perte de 15 à 25 pour cent. Dans tous les cas, la perte est toujours plus considérable l'été que l'hiver; et c'est notamment sur les plus grosses qu'elle frappe.

Lorsqu'étant en bassins, de grandes mortalités arrivent, bien des marchands qui n'en connaissent pas la cause, disent que *les bassins ont tourné* : telle est l'expression adoptée, quoique les bassins n'y soient pour rien.

Au printemps, lorsqu'elles arrivent, si elles sont généralement bien portantes, on peut en mettre cinquante mille dans chaque bassin de trente pieds carrés, et cent mille en hiver.

L'été, les sangsues se prennent dans les bassins au moyen de draps de laine de quelques pieds carrés; en agitant l'eau, elles viennent toutes s'y attacher, et en quelques heures on peut en prendre de grandes quantités. Nous ferons observer cependant que, quand il fait du vent, on en prend toujours moins.

Ce n'est pas ainsi qu'on pêche les sangsues pendant l'hiver, parce qu'alors le froid les engourdit, et malgré qu'on agite l'eau, elles restent au fond de la vase. Pour se les procurer, on commence par faire évacuer l'eau, en n'en laissant que quelques pouces dans le bassin, et on prend ensuite la vase que l'on met dans des cuviers avec un peu d'eau; on délaie et on remue le tout fortement, de manière à avoir une bouillie claire, et lorsqu'on cesse de remuer, toutes les sangsues qui se trouvaient dans la vase, se présentent à la surface sans faire le moindre mouvement: alors on les enlève à l'aide d'un écumoir. Par ce moyen, on peut se les procurer toutes et en très peu de temps.

Les laisser en bassin , n'est pas le seul moyen employé l'hiver ; beaucoup de marchands en gros les mettent alors en fosses , et de cette manière on se les procure très facilement ; mais il faut dire aussi qu'elles ne sont jamais aussi bonnes.

Ces fosses se font ordinairement à côté des bassins ; elles ont de cinq à sept pieds de profondeur, quatre de largeur , et dix à douze de longueur. Le fond est comme celui des bassins, c'est-à-dire réduit en bouillie ; et on les couvre de paillassons, afin d'éviter que la gelée n'y pénètre.

On met ordinairement les sangsues en fosse dans le courant de novembre ou de décembre, avant que les gelées ne viennent, et on peut en déposer, sans inconvénient, une cinquantaine de mille dans chaque fosse. Dès qu'elles y sont déposées, elles s'enfoncent aussitôt dans la terre à quelques pouces de profondeur, et elles s'y conservent très bien tant que les froids durent.

FIN.

TABLE DES MATIÈRES.

www.ingramcontent.com/pod-product-compliance
Ingram Content Group UK Ltd.
Pitfield, Milton Keynes, MK11 3LW, UK
UKHW031949260826
14628UKWH00004B/1947

9 782019 655730